Meine Katzen
Mes chats – my cats

Meine Katzen
Mes chats – my cats

Bilder von Dédé Moser
Texte von Ellen Richard

Eulen Verlag

Eine bindende Zusage für Stunden
von Glück und Zärtlichkeit.

Le Bonheur et la Tendresse, c'est au bout du fil.

Let's tie the knot!
We've hours of happiness and tenderness in store.

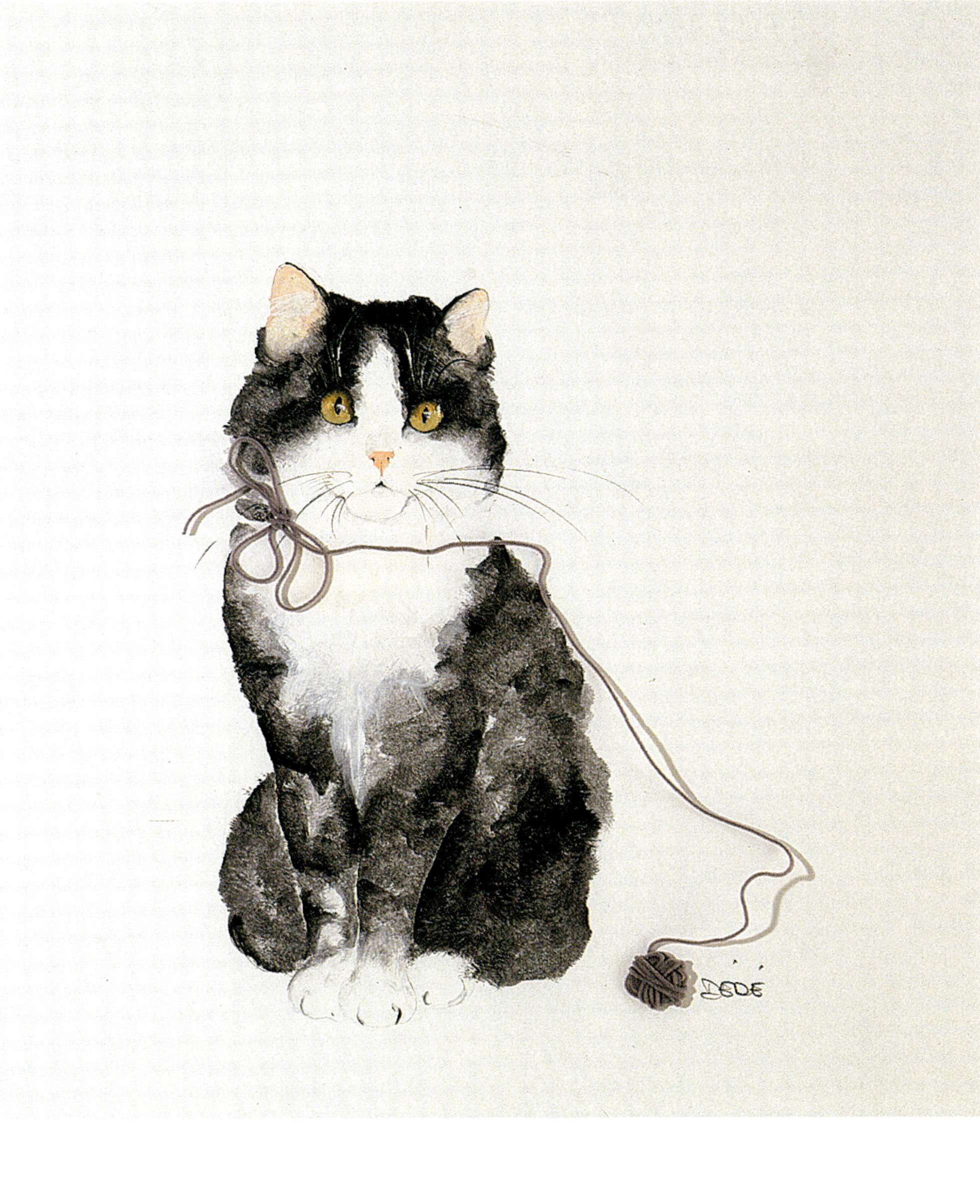
DEDÉ

Mein Spiegelbild im kühlen Wasser verhindert,
daß ich mich vor seiner Tiefe fürchte.

Mon reflet dans l'eau froide m'empêche d'avoir peur de ses profondeurs.

My reflection in the cool water drives out my fear of its depth.

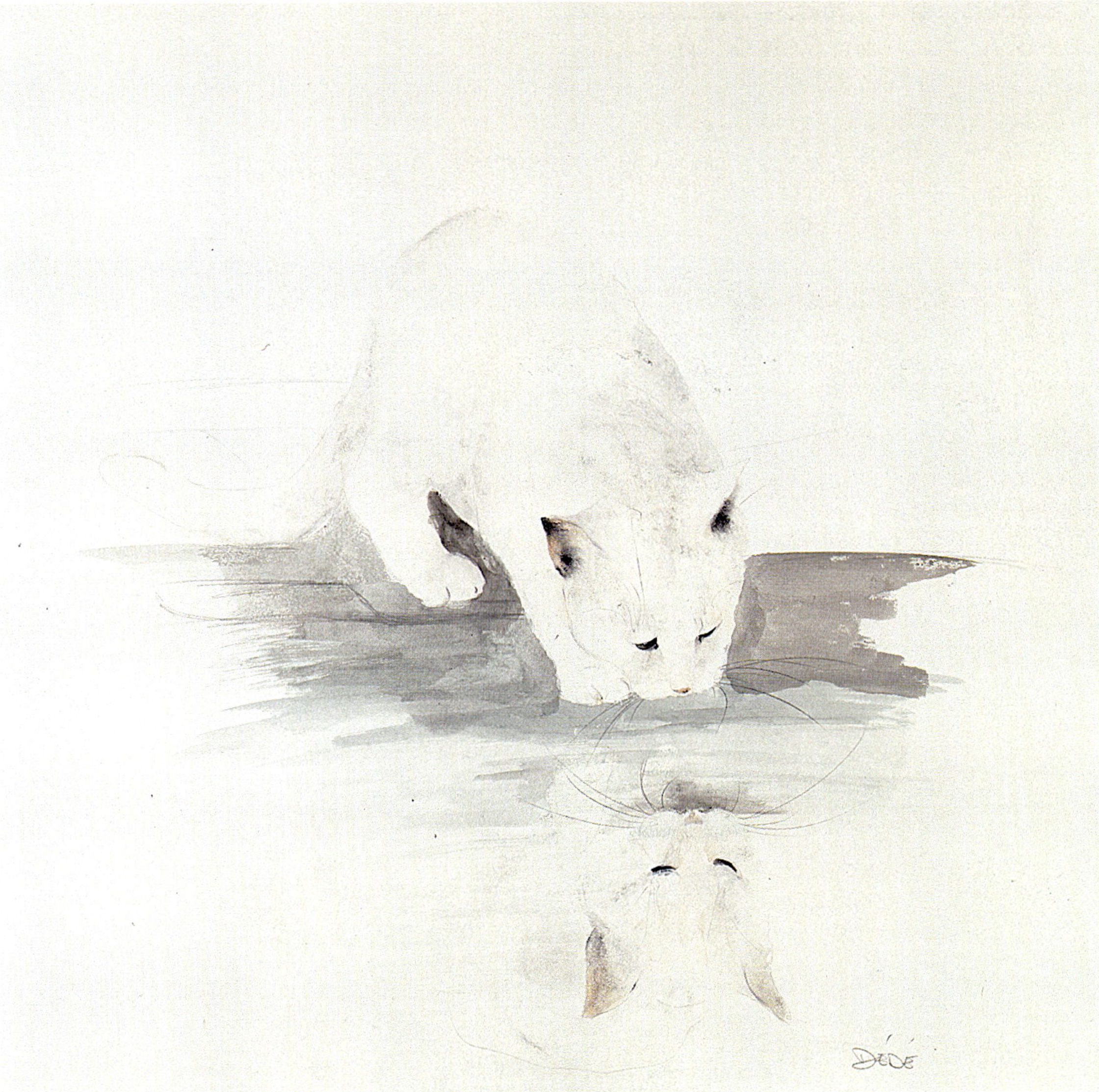

Wenn Deine Tage voll Unruhe und Sorgen waren,
wie oft hast Du im Blick meiner Augen,
in der Wärme meines Felles,
im Vibrieren meines Atems wieder Frieden gefunden?

Lorsque tes jours étaient pleins de stress et de soucis,
combien de fois as-tu retrouvé la paix dans mon regard,
dans la chaleur de ma fourrure,
dans la vibration de mon souffle?

When your days were filled with stress and sorrow,
how often did you find peace in the look in my eyes,
in the warmth of my fur,
in the vibration of my breath?

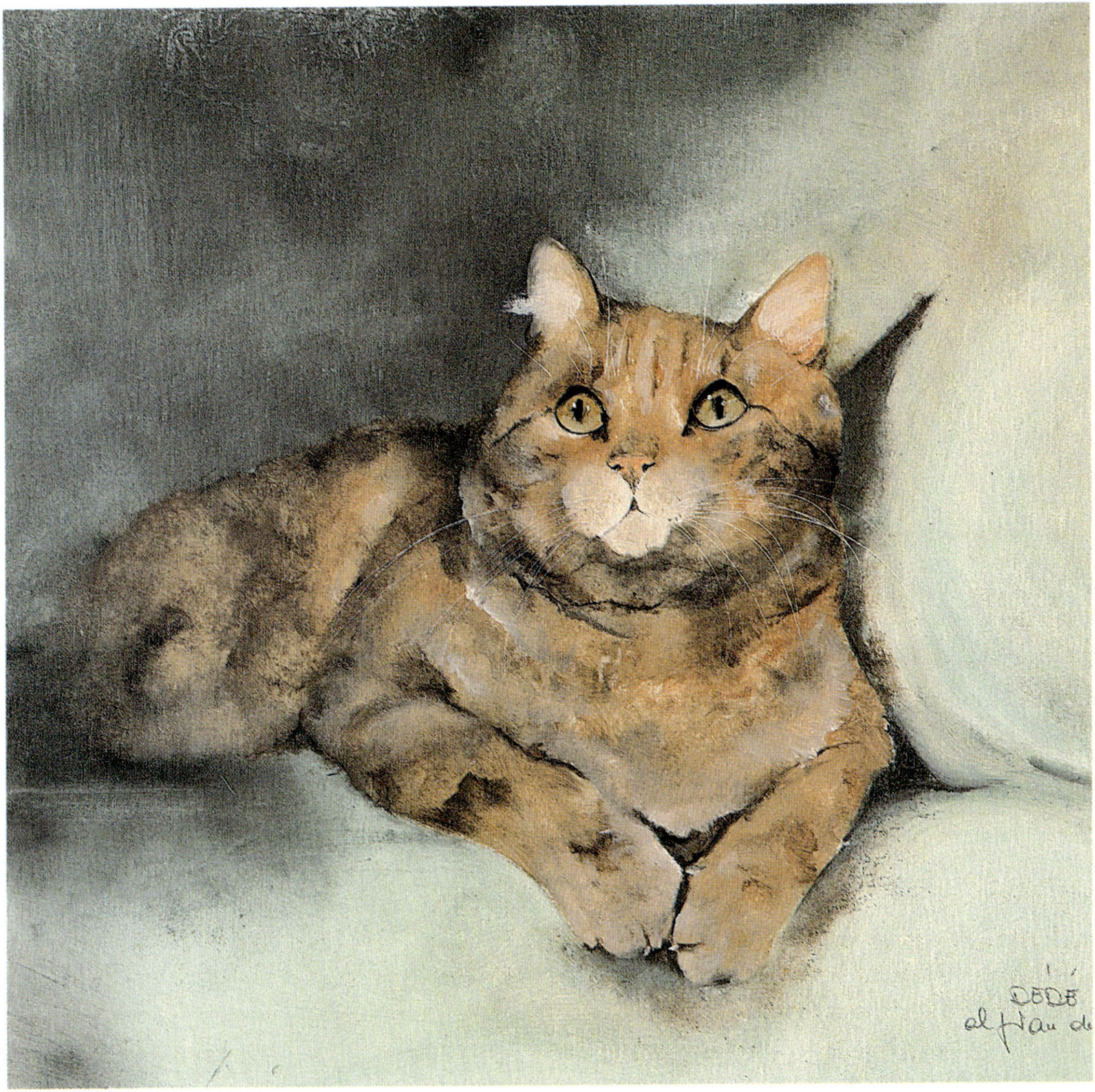

Du schenkst uns ein Eckchen Geborgenheit und zum Dank
vertreiben wir Dir mit unserem Schnurren alle Grillen.

Tu nous offres le Bien-être,
et nos ronronnements reconnaissants
chassent tes soucis.

You give us a safe corner. As thanks
we purr and chase away your melancholy.

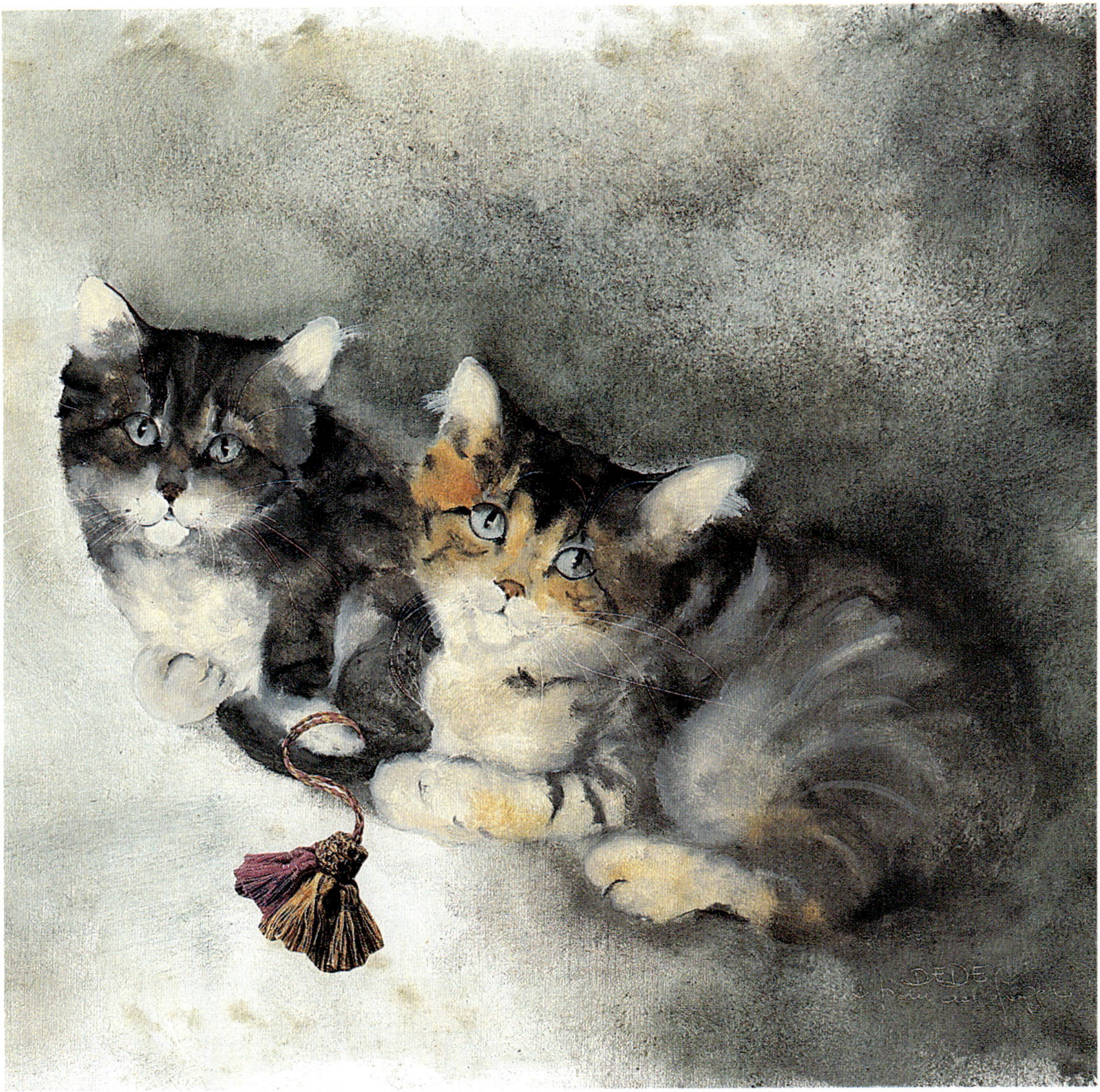
DEDE

Die Welt auf den Kopf stellen, das kann ich nicht.
Drum dreh' ich mich selbst –
und schon sieht sie ganz anders aus.

Je ne peux pas renverser le monde.
Alors je me retourne –
et tout devient différent.

I can't turn the world upside down.
So I roll over myself –
and immediately everything looks quite different.

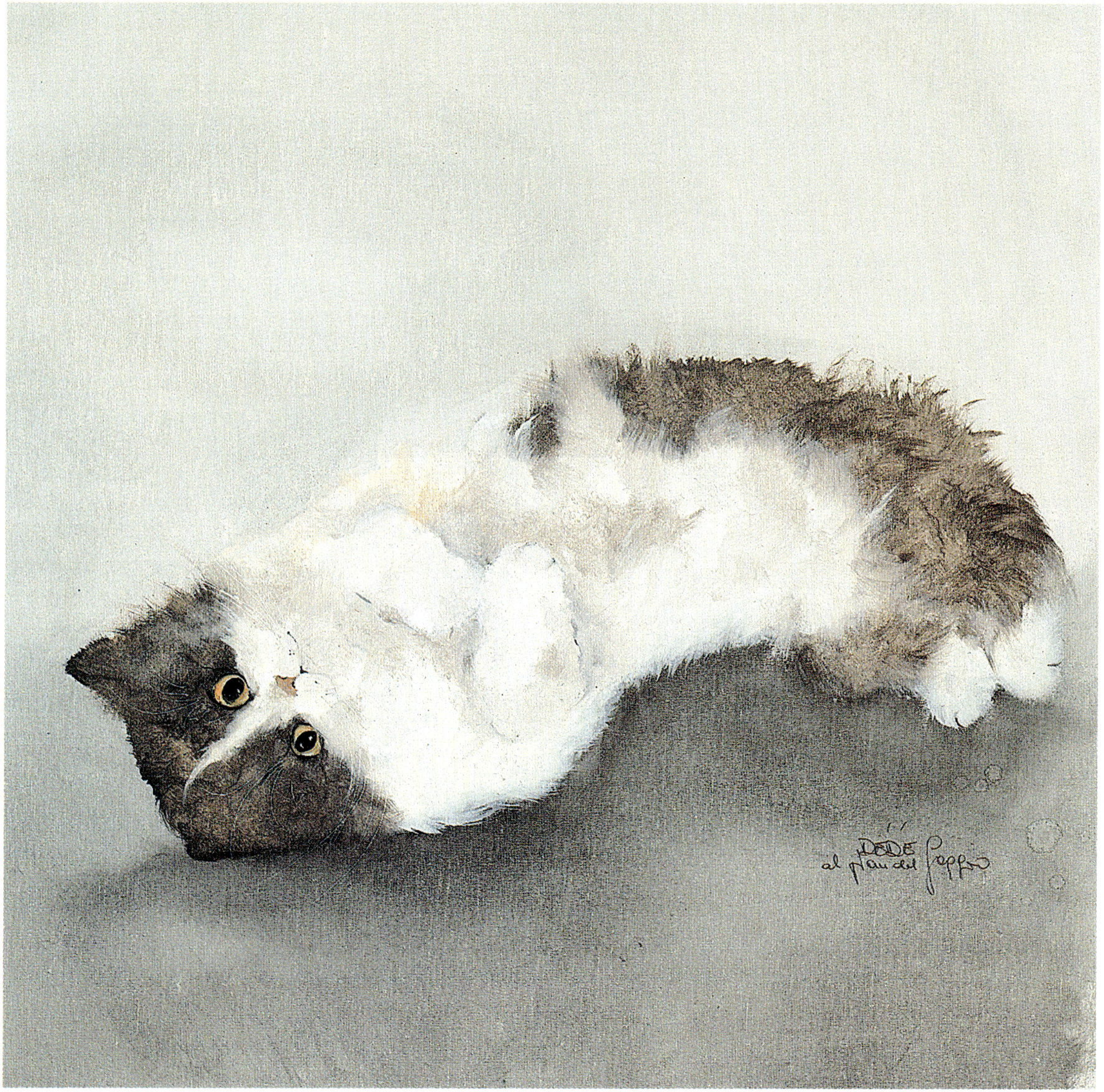
DEDE
al pian del Poggio

Nähe kann wunderschön sein.
Wann und wie aber bestimme ich.

C'est bien d'être proches.
Mais c'est moi qui décide.

Nearness can be lovely.
When and how near – that's my decision.

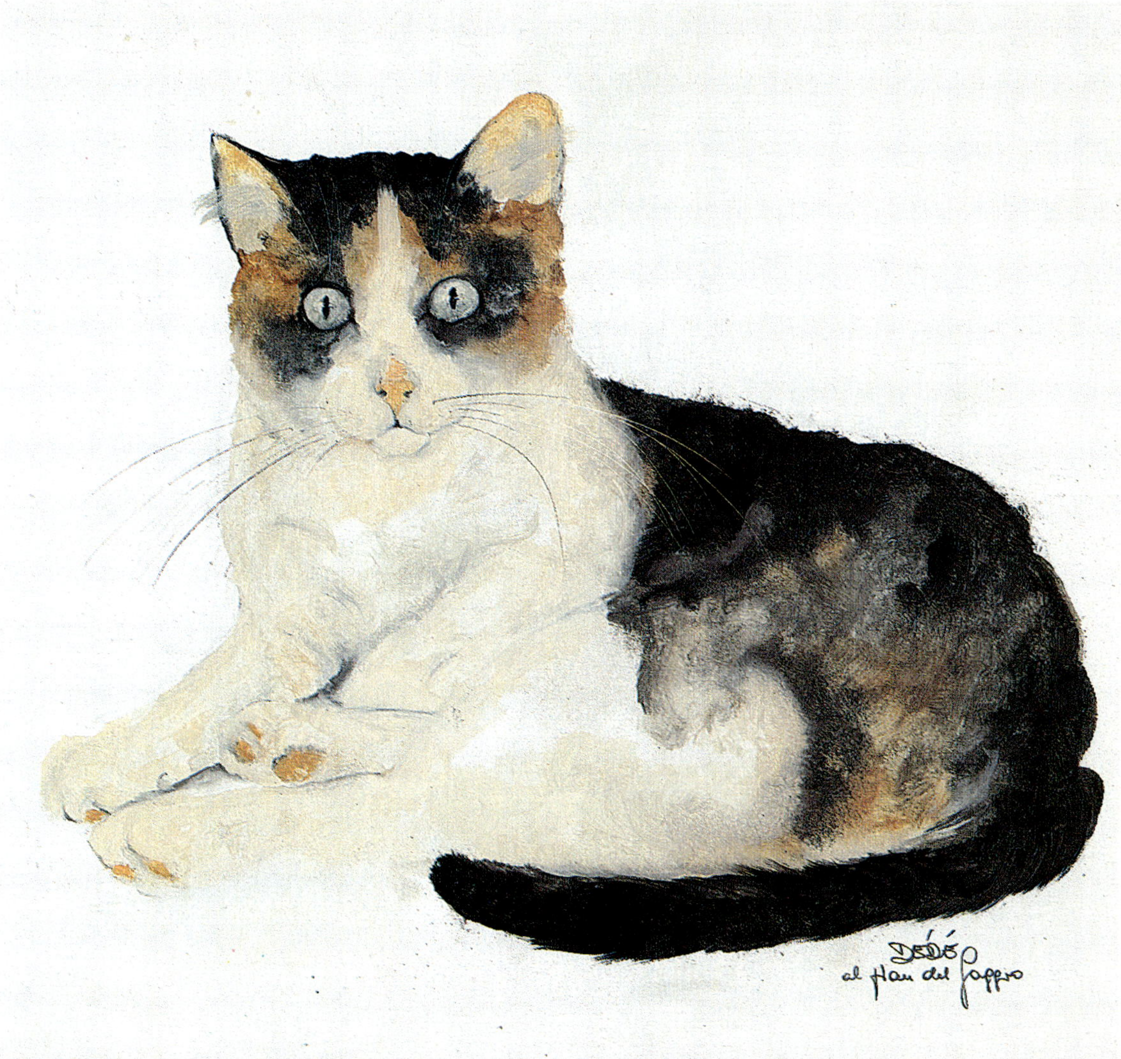
DÉDÉ

*Wenn Ungleich und Ungleich sich vereinen,
entdeckt man oft das Gleiche.*

Quand les contraires s'attirent.

Two negatives make a positive.

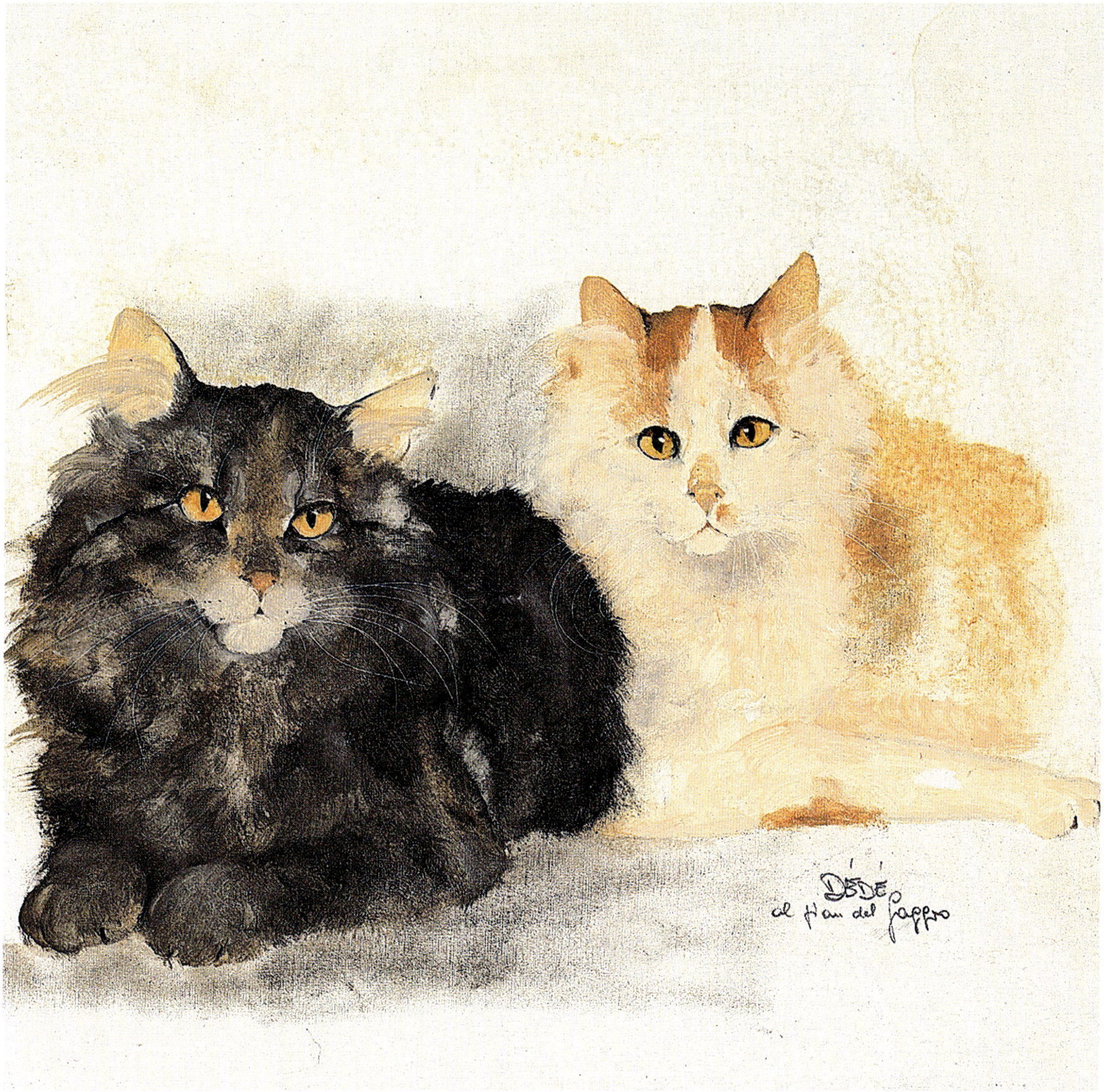
DÉDÉ

Daß vielschichtige Persönlichkeiten in Harmonie leben können,
dafür sind wir der schnurrende Beweis.

Nous sommes la preuve ronronnante
que les personnalités les plus diverses
peuvent vivre en parfaite harmonie.

We're the purring proof
that variety is the spice of life.

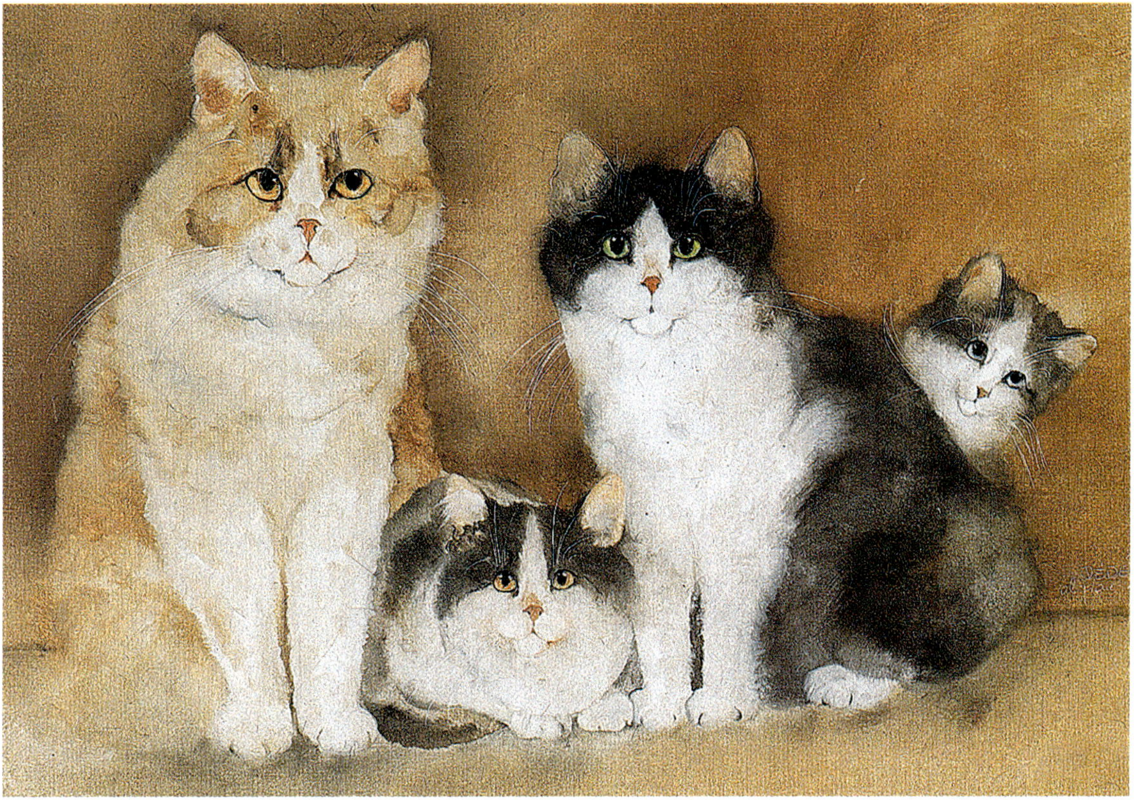

Ein goldener Käfig für uns?
Fein – wenn Du die Hintertüre offen läßt.

Une cage dorée pour nous?
Oui, mais seulement si tu laisses la porte de derrière ouverte!

A golden cage for us?
Fine – if you leave the back door open.

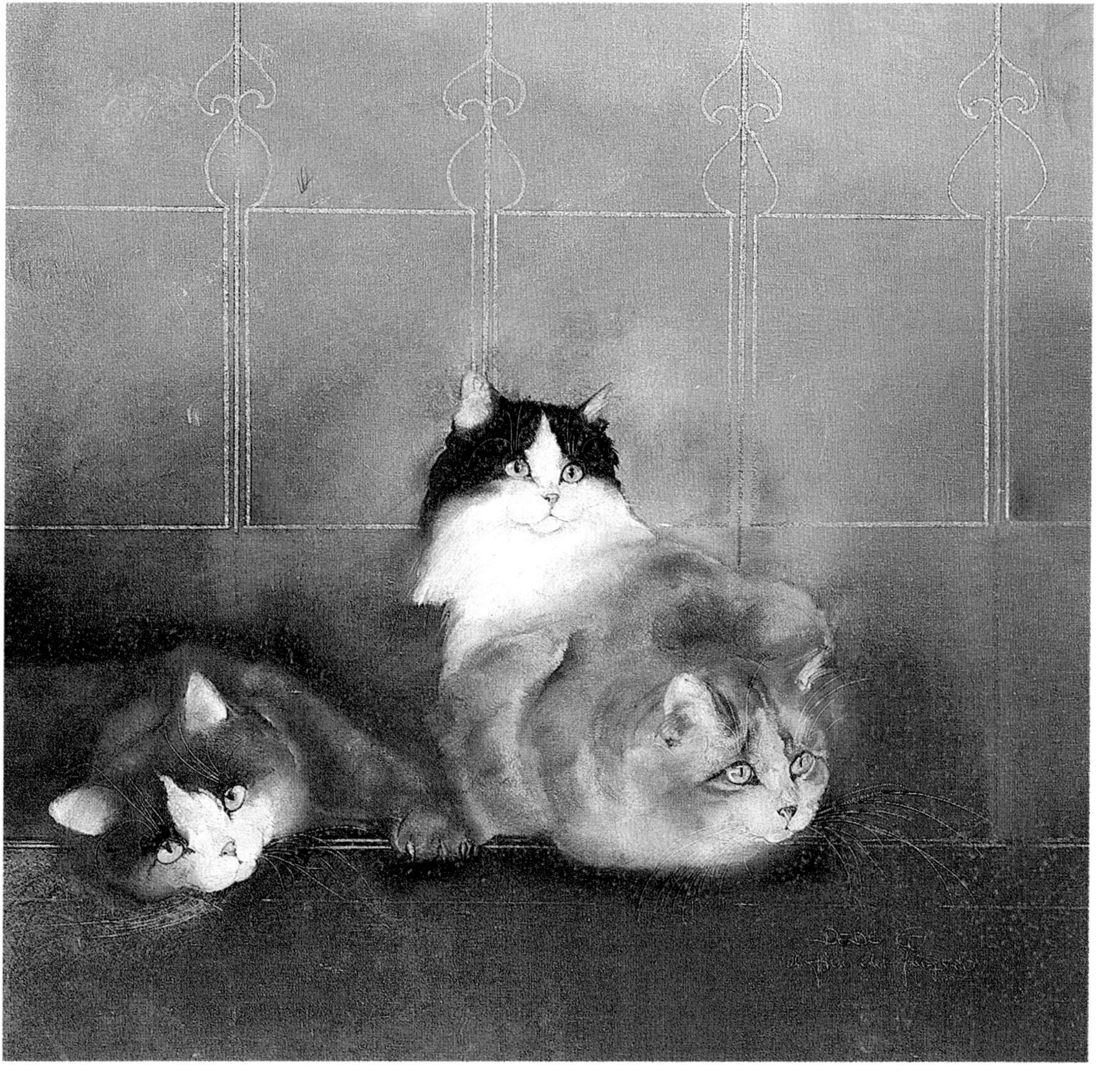

Wachst Du über mich, während ich schlafe?
Der Abend kommt und das feine Knistern der Buchseiten
geleitet mich hinüber in meine Träume.

Tu me protèges dans mon sommeil?
Et au soir qui vient, le doux
bruissement des pages m'accompagne dans mes rêves.

Watch over me while I sleep.
Evening comes and the fine rustling of the pages of your book
lull me into dreams.

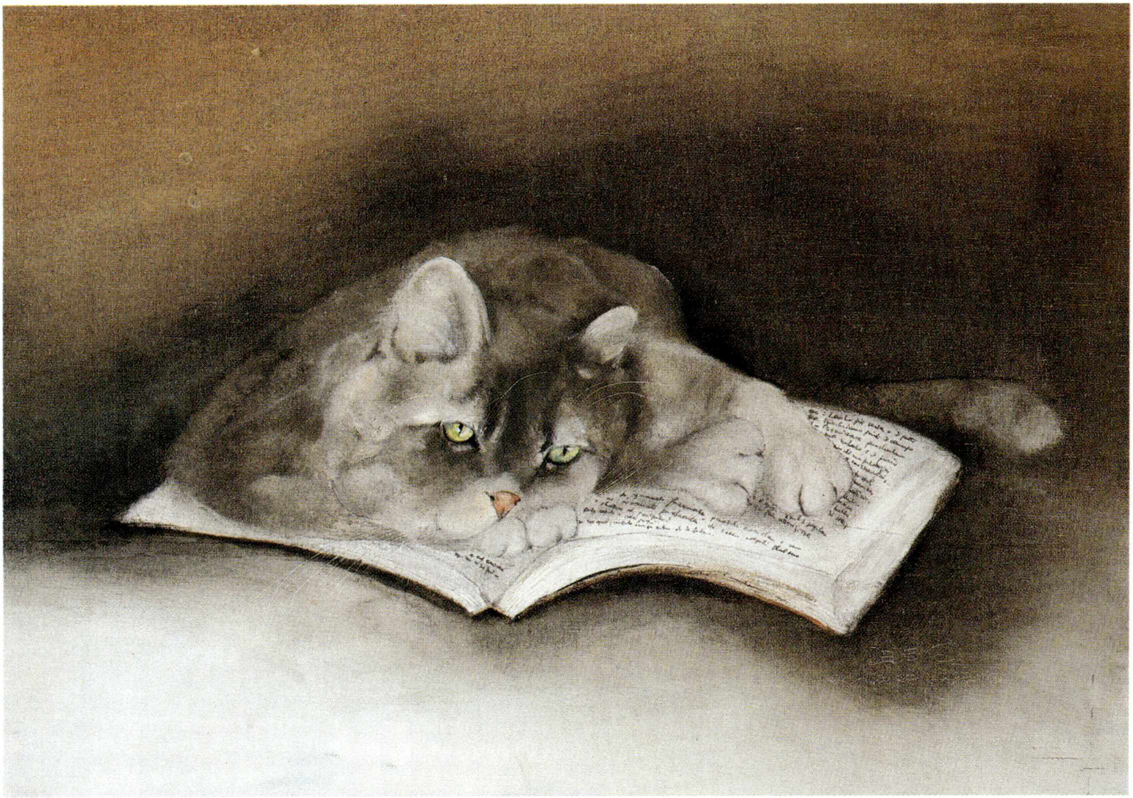

Worte, die in Büchern stehen, bleiben uns verschlossen.
Diejenigen aber, die Du zu uns sprichst,
finden im Spiegel unserer Augen ihre Antwort.

Nous ne comprenons pas les mots qui sont dans les livres.
Ceux que tu nous chuchotes trouvent leur réponse
dans le miroir de nos yeux.

Written words are a closed book to us.
But the words you speak
find their answer in the mirror of our eyes.

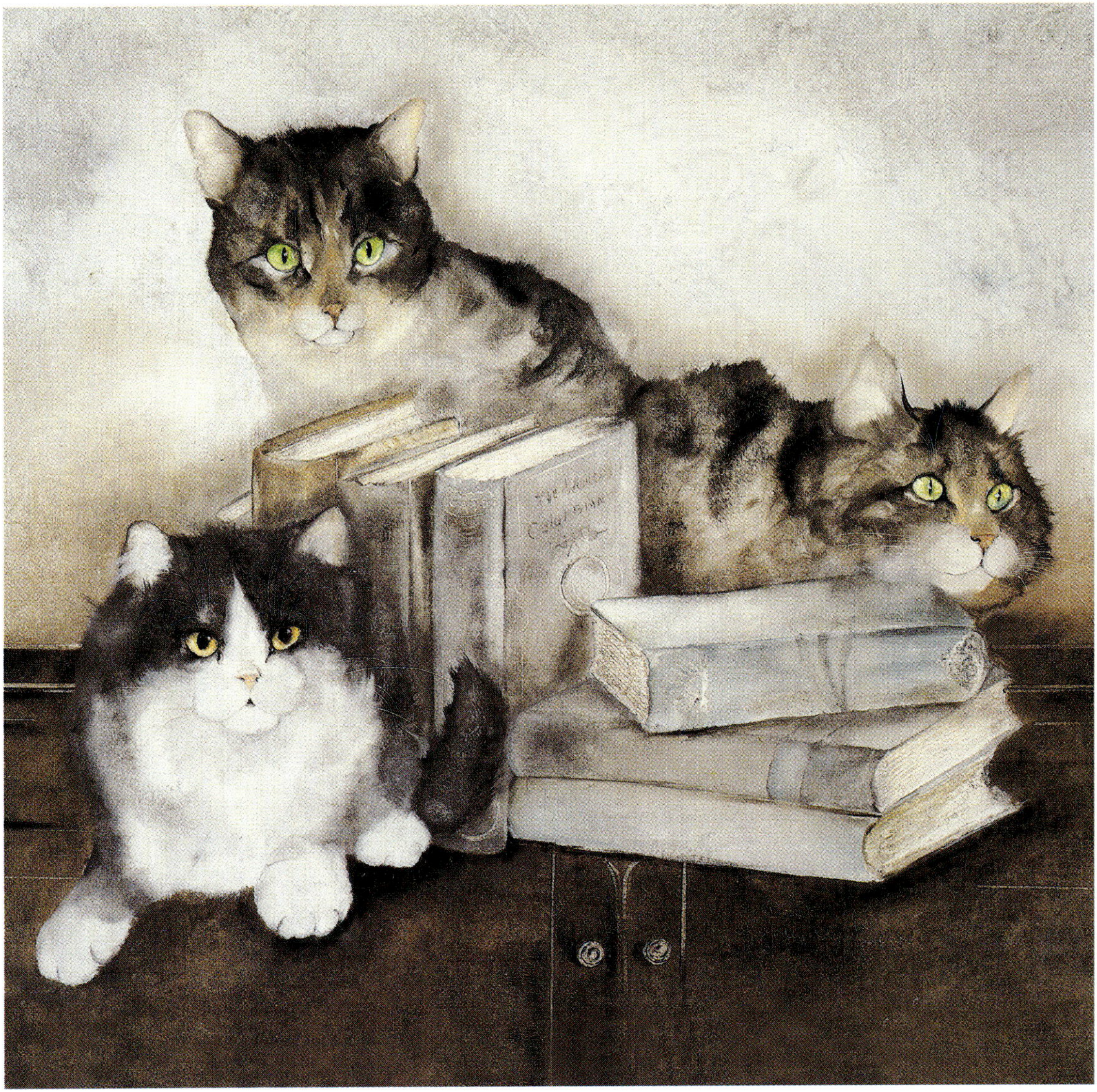

Schwerwiegende Ereignisse werfen nicht immer ihren Schatten voraus.

Les événements les plus lourds de sens ne sont pas toujours prévisibles.

We really didn't do anything – this time.

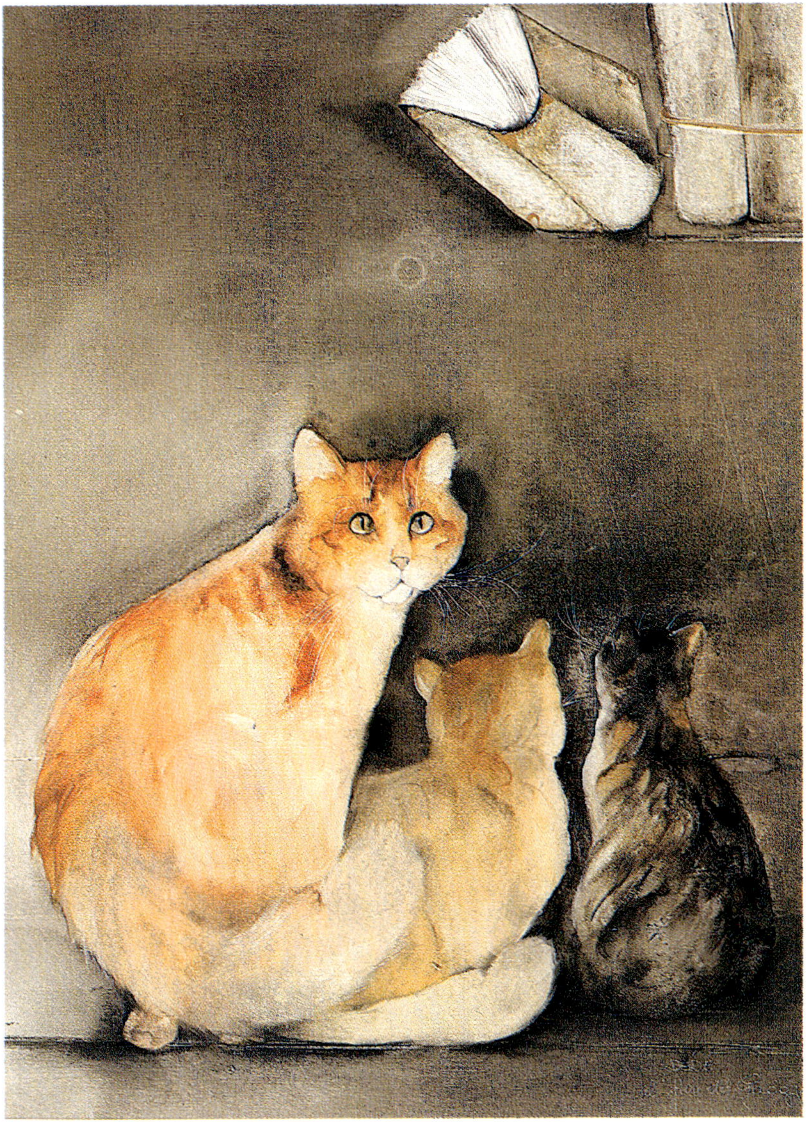

Selbst bei Katzen liegt die Lernfähigkeit
auf verschiedenen Ebenen.

Même les chats connaissent différents niveaux du savoir.

Even cats have different learning levels.

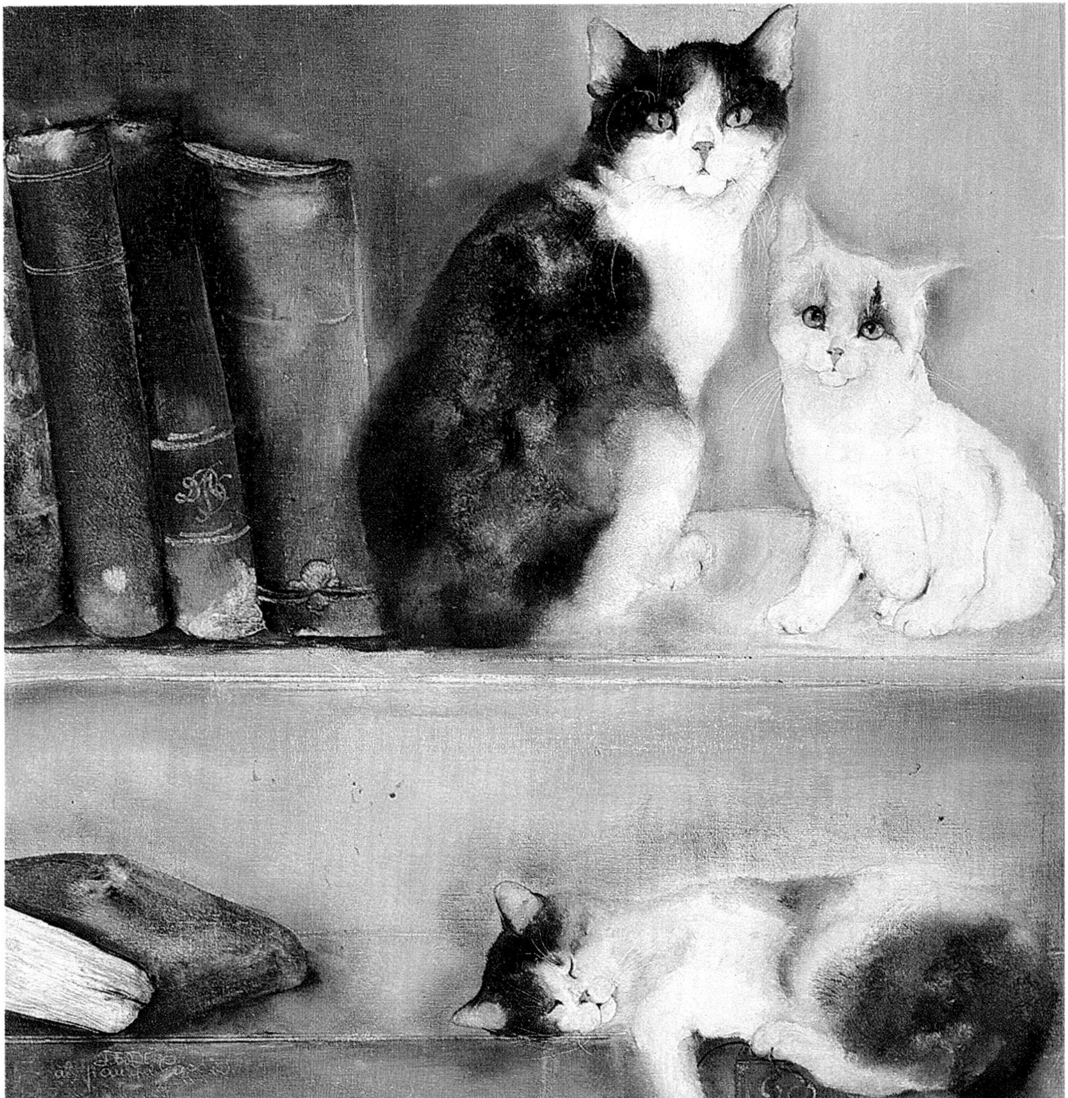

*Von Zeit zu Zeit müssen auch Katzen ernsthaft studieren,
wie Menschen richtig zu erziehen sind.*

*De temps en temps, les chats doivent aussi apprendre sérieusement
comment on éduque les humains.*

*From time to time we cats have to put in some serious study
– to learn how to educate you humans properly.*

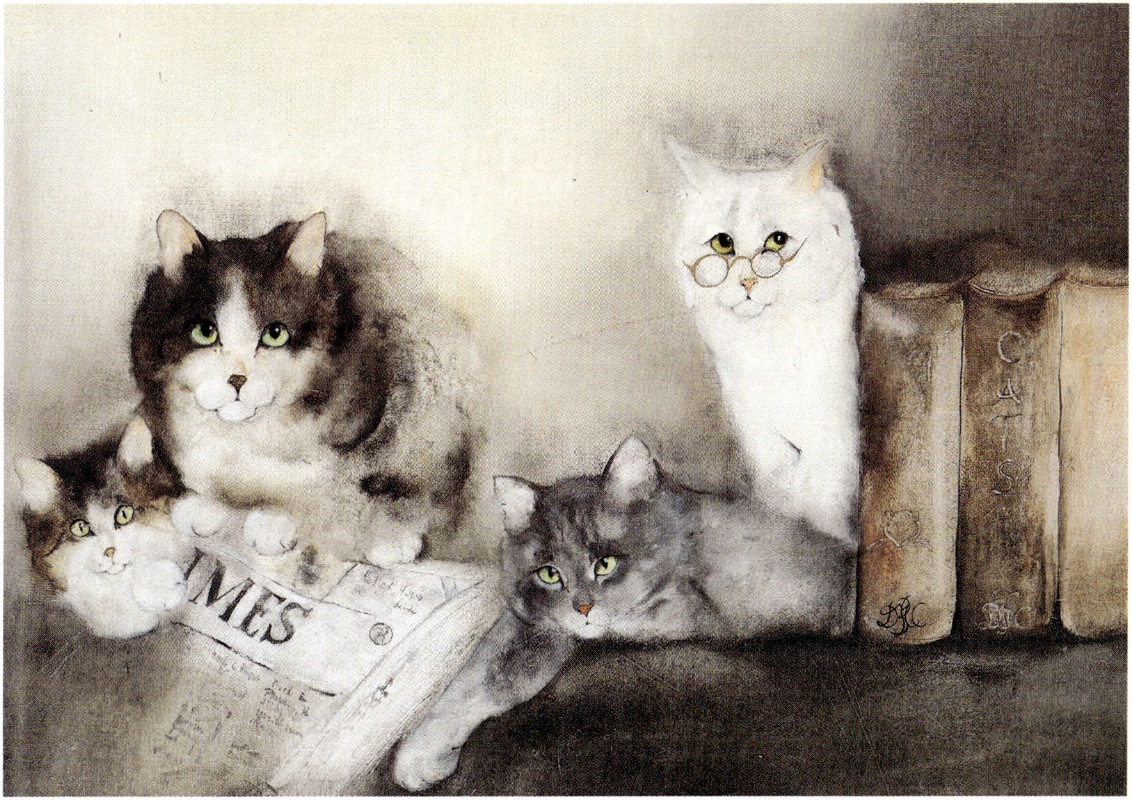
IMES
CATS

Neidlos gestehe ich Euch Menschen zu,
daß Ihr grundlegende Gedanken schafft.
Ich will sie dann von meinem Standpunkt aus betrachten.

Je vous avoue sans jalousie que vous (les humains)
avez parfois des pensées profondes.
Mais je veux les étudier de mon propre point de vue.

I'm not at all envious. I accept that you humans
come up with some very deep concepts.
But I want to contemplate them from my point of view.

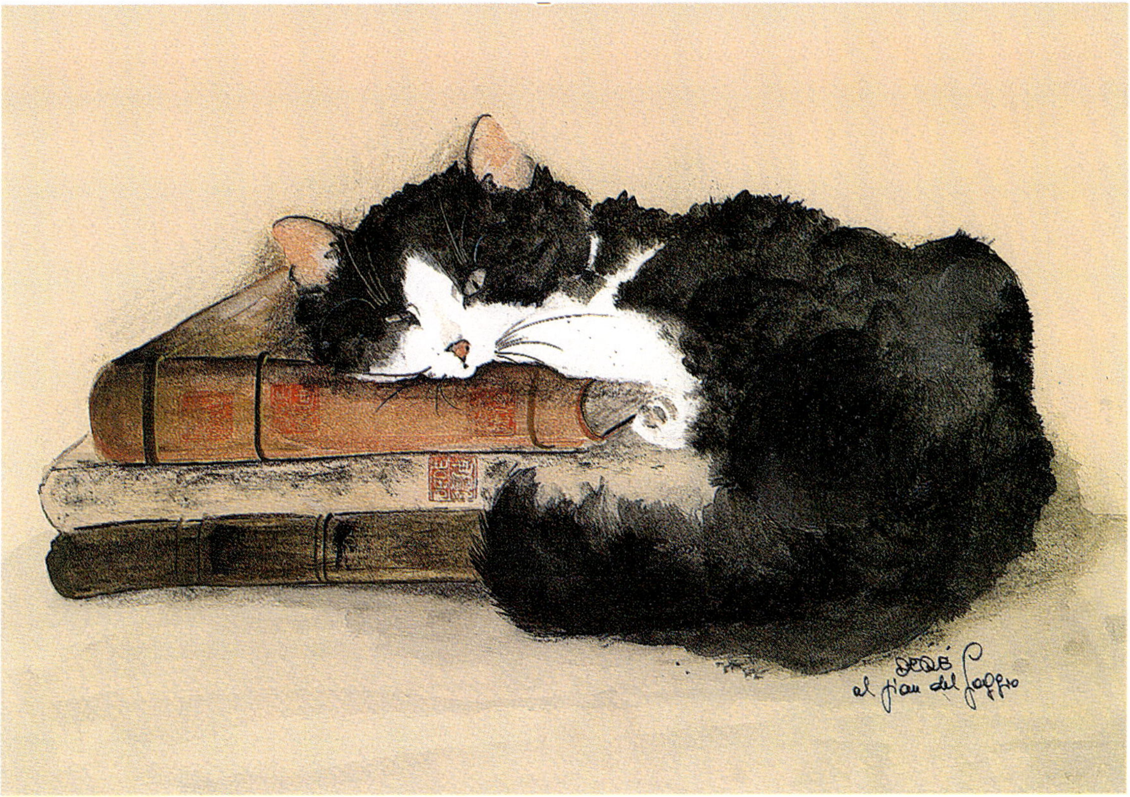

Au weh! Da war der Bücherwurm drin.
Wer hilft mir aus der Klemme?

Aie! Les chemins du Savoir sont parfois difficiles.
Qui m'aide à m'en sortir?

Oh, dear! There's something wrong here.
Perhaps a bookworm can help me out of this mess?

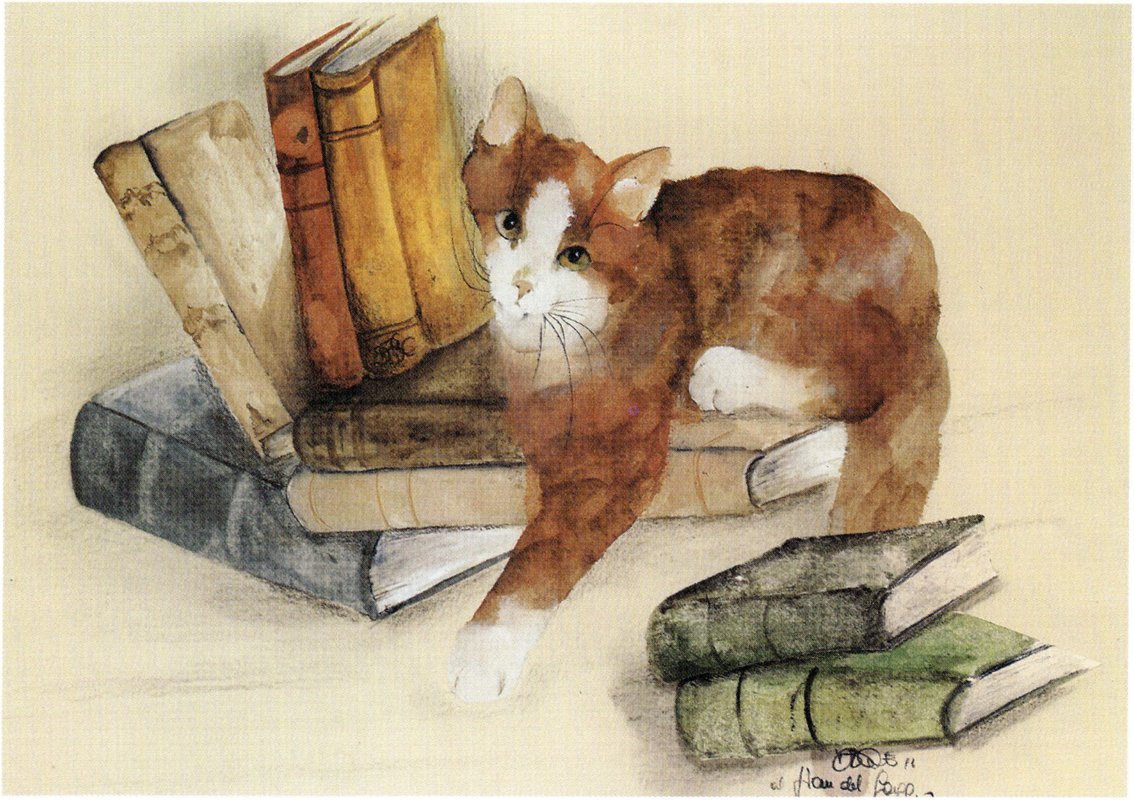

Es ist nicht aus Blech
und auch nicht heiß,
aber komisch fühle ich mich schon
auf diesem Dach.

Ce toit n'est pas brûlant,
mais un coussin bien doux
serait tout de même plus confortable
pour une petite chatte comme moi!

It isn't tin and it isn't hot
but even though
I feel a bit funny on this roof.

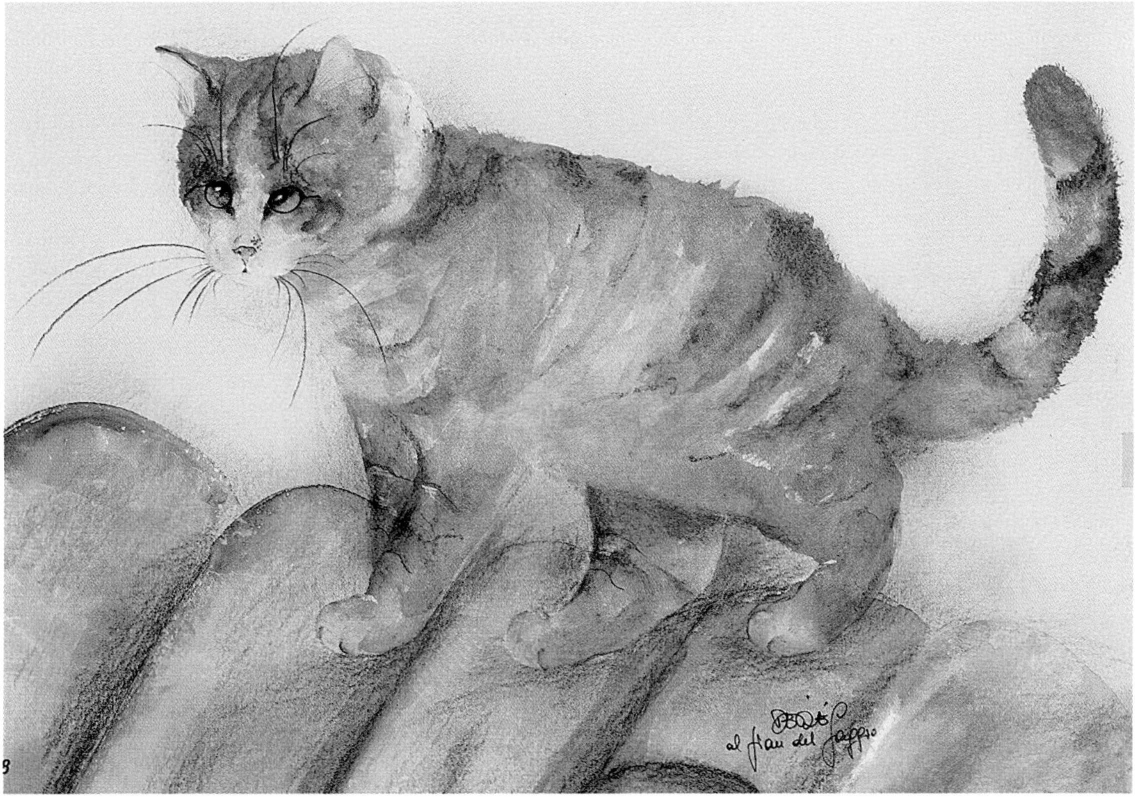

Zu zweit ruhen ist doch schöner als alleine.

La sieste à deux, c'est tellement mieux!

It's much nicer to doze in company than alone.

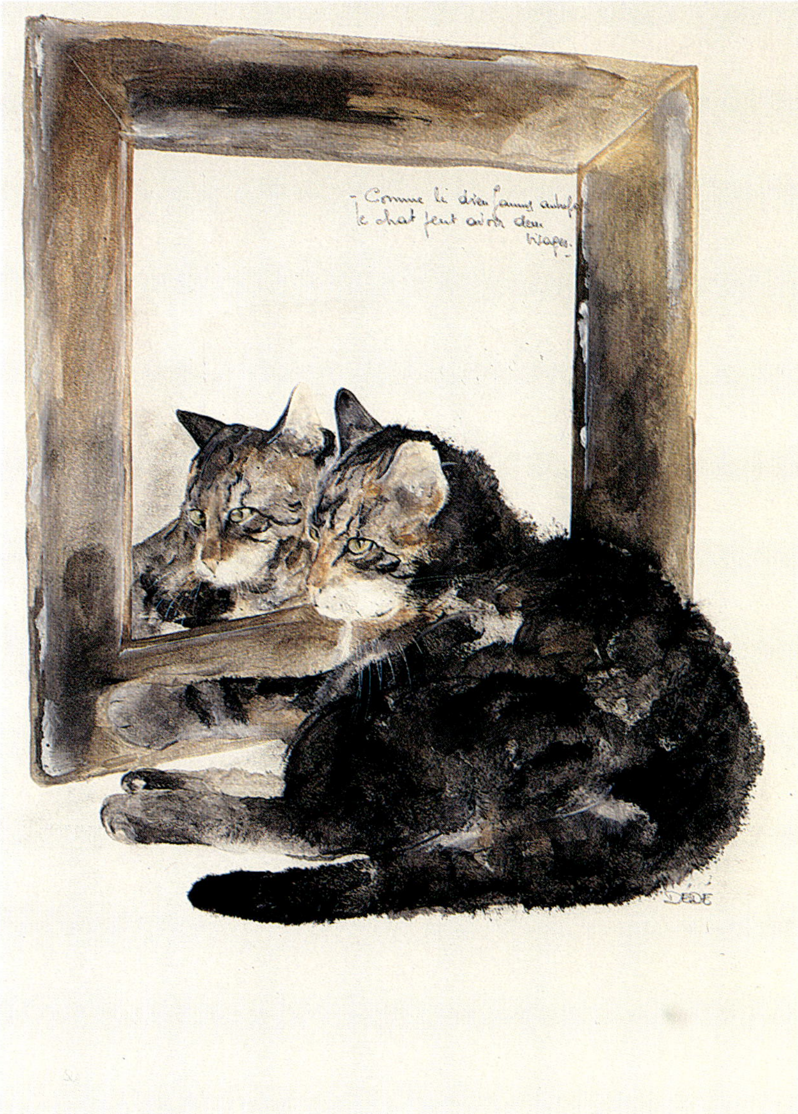
- Comme les dieux Janus autrefois
le chat peut avoir deux
visages. -
DEDE

So ein Familienportrait ist eine ernsthafte Sache,
Denn schließlich machen wir ja Kunstgeschichte.

Un tel portrait de famille, c'est du sérieux!
Après tout, nous participons à l'Histoire de l'Art.

A family portrait like this is serious business.
After all, we're making art history here.

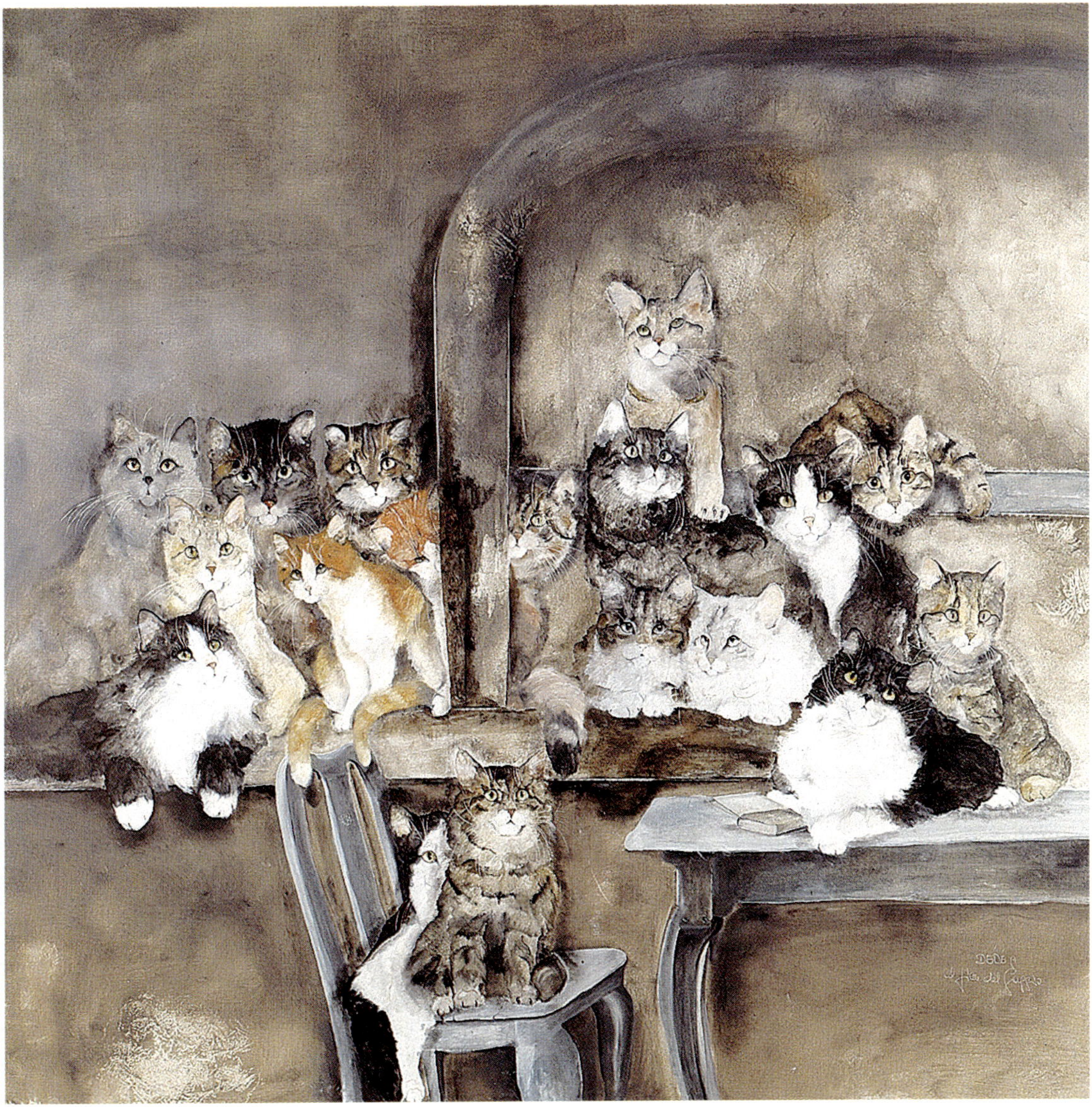

Geheimnisse vergangener Zeiten,
Bläue des Himmels
und Grüße aus fernen Ländern.

Les secrets des temps anciens,
le bleu du ciel
et bien des salutations de pays lointains.

Secrets of long ago,
blue sky and greetings from distant lands.

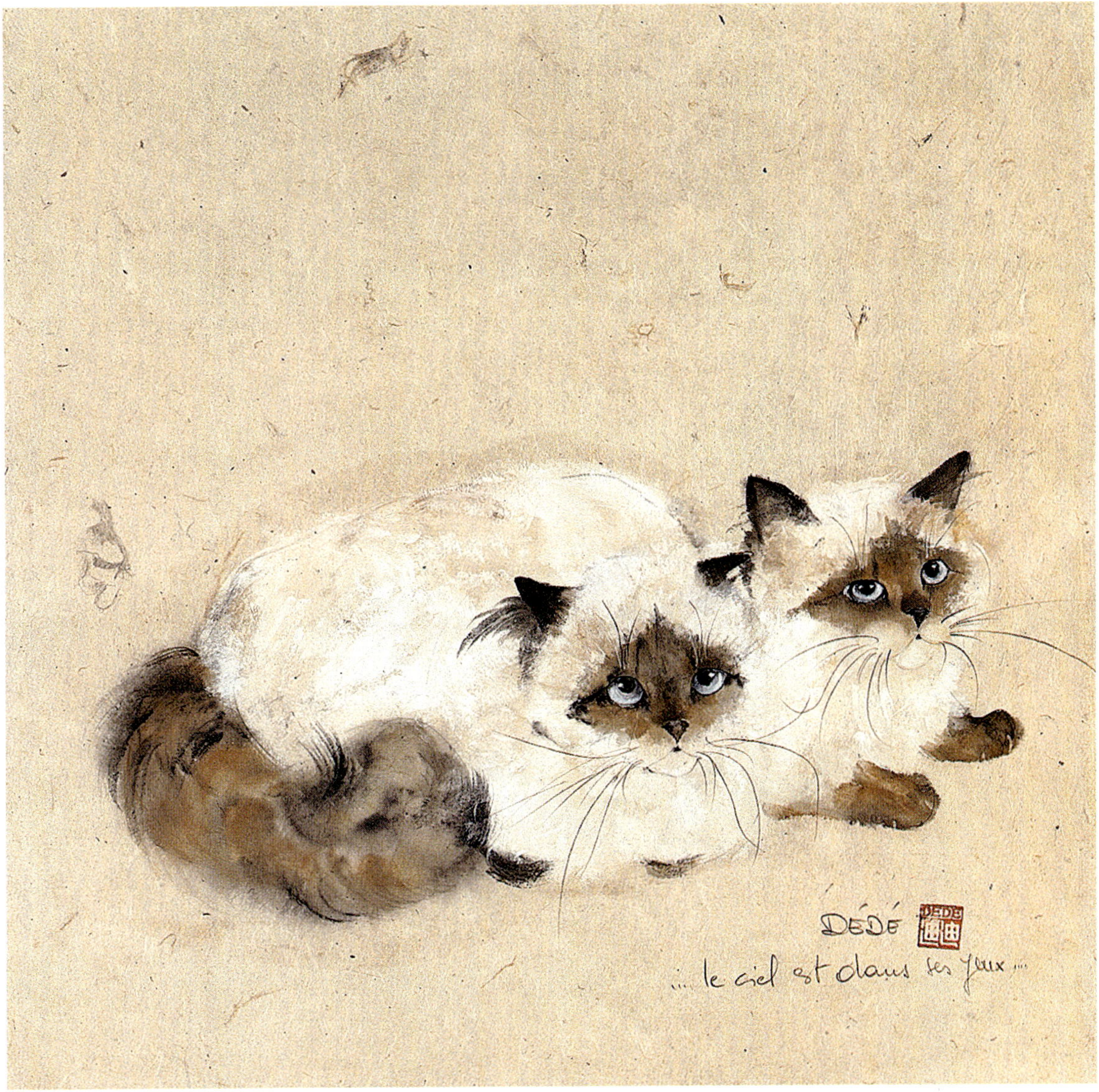
DÉDÉ
... le ciel est dans ses yeux ...

Meine Katzen

Al Pian del Gaggio ist unser aller Zuhause. Ein Ort, der uns Geborgenheit und Unabhängigkeit schenkt.
Auf Fensterbrettern, Stühlen, in kuscheligen Nischen und natürlich immer wieder auf dem Arbeitstisch zwischen Papieren und auf Büchern lassen sich meine Freunde mit dem seidigen Fell und den unergründlichen Augen nieder.
Je nach ihrem Wesen begrüßen sie fremde Besucher mit abwartendem, fragendem Blick oder mit sanftem Streicheln um die Beine.
Im Garten, am Hang, zwischen den Büschen und Bäumen ist ihr Reich der Freiheit, das sie gerne verlassen, um sich bei den Mahlzeiten auf der Terrasse zu treffen.
Katzen von heute, die für die vielen Katzen der Geschichte stehen. Behütete Katzen, die hinweisen auf die vielen, vielen anderen, die aller Unbill eines Tierlebens ausgesetzt sind.
Katzen, die seit Jahrhunderten durch die Werke der großen Künstler streichen; Katzen, die mir die liebsten Modelle geworden sind.

Dédé

Dédé Moser, geboren 1936 im Tessin, im Sternzeichen der Jungfrau, Studium beim Maler Sartori, lebt im Tessin hoch über dem Lago Maggiore. Ausstellungen in Ascona, Zürich, Bern, Lausanne, Basel, Zug, Vaduz, Frankfurt, Berlin, London und am Salon d'Automne in Paris.

Mes chats

Al pian del Gaggio est notre partie à tous. Un lieu qui nous offre la sécurité et l'indépendance.
Dans l'embrasure des fenêtres, sur les chaises, dans les recoins douillets et, naturellement, sur la table de travail, mes amis aux pelage soyeux et aux yeux insondables s'installent entre les papiers et les livres.
Selon leur caractère, ils saluent les visiteurs étrangers d'un regard interrogateur ou bien d'un frôlement contre leurs jambes.
Dans le jardin, sur la pente, entre les buissons et les arbres, se trouve leur Royaume de la Liberté, qu'ils abandonnent volontiers pour se retrouver sur la terrasse aux heures des repas.
Chats d'aujourd'hui, après les nombreux chats de l'histoire. Chats bien protégés, qui ne nous font pas oublier les nombreux autres qui sont exposés aux aléas d'une vie de bête.
Chats qui depuis des siècles traversent les œuvres des grands artistes, chats qui sont devenus mes modèles préférés.

My Cats

We all live at „Pian del Gaggio", a place which offers us safety and independence.
My friends with the silky and the unfathomable eyes settle themselves on window ledges, chairs and cosy corners – and, it goes without saying, over and over again among the papers and the books on my desk.
Depending on their character my cats greet strangers with indifference, a questioning look or by wrapping themselves gently around the visitor's legs.
The garden, the slope, between the bushes and the trees, that's their Kingdom of Independence – which they happily leave to come together on the terrace for their food.
Cats today, they also represent cats in history. Well looked after cats, they point up the injustices done to so many other cats in the world.
For centuries cats have prowled through the works of the great artists; my favourite models – cats.

Ellen Richard ist 1941 in Weimar geboren und in Schweinfurt am Main aufgewachsen. Seit 1958 lebt sie bei Zürich in der Schweiz. Sie ist mit einem Franzosen verheiratet und Mutter von zwei eigenen Kindern und einer vietnamesischen Adoptivtochter.
Um Kindern in Not zu helfen, war sie viele Jahre freiwillige Mitarbeiterin des Kinderhilfswerkes „Terre des hommes".
Ihre Liebe zur Malerei geht auf die Kindheit zurück. Heute leitet sie in Küsnacht bei Zürich eine Kunstgalerie.
1995 erschien ihr Buch „Im Mantel der Nacht" – ein Märchenbuch für Erwachsene, das auf dem Zusammenleben mit Künstlern basiert.

Ellen Richard est née en 1941 à Weimar.
Elle a passé la plus grande partie de son enfance à Schweinfurt-sur-le Main, et est venue en 1958 habiter Zurich (Suisse). Mariée à un français, elle est la mère de deux enfants et la mère adoptive d'une petite Vietnamienne.
Pour aider les enfants dans la détresse, elle a travaillé longtemps comme dirigeante bénévole à l'association humanitaire „Terre des hommes“.
Sa passion pour la peinture s'est déclarée très tôt. Elle dirige aujourd'hui une galerie d'art à Küsnacht/Zurich (Suisse). En 1995 elle a publié, pour les grandes personnes, un recueil de contes basés sur ses rencontres avec des artistes: „Im Mantel der Nacht“.

Ellen Richard was born in Weimar in 1941. She grew up in Schweinfurt am Main. She has lived in Zurich (Switzerland) since 1958. Married to a Frenchman, she has two children of her own and an adopted Vietnamese daughter.
In order to help children in need Ellen Richard spent a long time as a voluntary worker with the children's organization „Terre des hommes“.
Her love of painting goes back to her childhood. Today she runs a gallery in Küsnacht near Zurich.
Ellen Richard's book „Im Mantel der Nacht“ (In the Cloak of Night), a fairy tale for adults, was published in 1995. The book is based on her encounters with artists.

In gleicher Ausstattung und Gestaltung liegt vor:

Celestino Piatti, ***Katzen***
mit Texten von Bruno Weber

Celestino Piatti, ***Eulen***
mit Texten von Bruno Weber

Johannes Vollrath/Gabriele Piotrowski,
Das kleine blaue Buch

und unsere beliebte Aquarellreihe mit Titeln wie:

Klanglandschaften *(Doris Stockmar/Rosemarie Becker)*

Sonnenlandschaften *(Marlene Zerbe/Petra Marita König*

Reiselandschaften *(Martina Knauf/Hiltrud Knauf)*

Wegelandschaften *(Martha Hofmann)*

und außerdem 35 weitere Titel!

Französische Übersetzung: Marc Richard
Englische Übersetzung: Isobel Williams

Satz: Fotosetzerei G. Scheydecker, Freiburg i. Br.
Reproduktion: Digi Print, Gutach
Druck und Einband: New Interlitho S.p.A., Italien
ISBN 3-89102-397-9